少年儿童防控新冠肺炎疫情研学实践读物

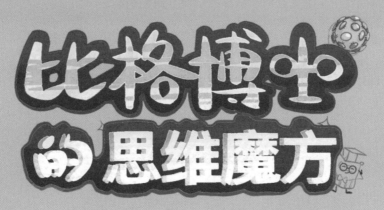

比格博士的思维魔方

——应急者

比格博士　编著

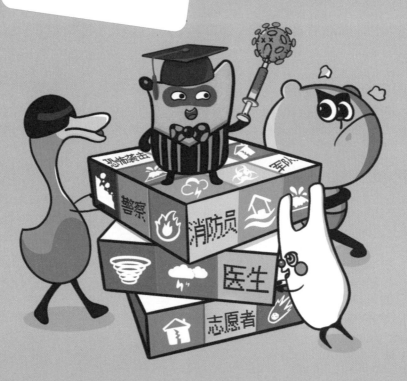

人民交通出版社股份有限公司

北京

本书由爱心人士何建洪、张俊杰、蔡国民资助出版

指导单位：清华大学社会治理与发展研究院　武汉大学社会发展研究院
数据支持：湖南女子学院大数据与精准社会服务研究中心
封面设计：刘彭洁
版式设计：肖　颖
插画指导：张杜豆
插画团队：刘彭洁　吴　怡　马佳辰　范紫萱　王心怡　胡荣斐
鸣　　谢：厦门大学艺术学院设计系　湖南师范大学研学旅行研究院

图书在版编目（CIP）数据

比格博士的思维魔方：应急者 / 比格博士编著 . —
北京：人民交通出版社股份有限公司 , 2020.5
　　ISBN 978-7-114-16462-0

　　Ⅰ . ①比…　Ⅱ . ①比…　Ⅲ . ①日冕形病毒—病毒病—
肺炎—预防（卫生）—少儿读物②突发事件—处理—少儿读
物　Ⅳ . ① R563.101-49 ② D035.34-49

中国版本图书馆 CIP 数据核字（2020）第 060448 号

Bi Ge Boshi de Siwei Mofang——Yingjizhe
书　　名：比格博士的思维魔方——应急者
著 作 者：比格博士
策划编辑：林春江　何　亮
责任编辑：屈闻聪　刘　洋
责任校对：赵媛媛
责任印制：刘高彤
出版发行：人民交通出版社股份有限公司
地　　址：（100011）北京市朝阳区安定门外外馆斜街 3 号
网　　址：http://www.ccpress.com.cn
销售电话：（010）59757973
总 经 销：人民交通出版社股份有限公司发行部
经　　销：各地新华书店
印　　刷：北京印匠彩色印刷有限公司
开　　本：787×1092　1/16
印　　张：6
字　　数：81 千
版　　次：2020 年 5 月　第 1 版
印　　次：2020 年 5 月　第 1 次印刷
书　　号：ISBN 978-7-114-16462-0
定　　价：30.00 元
（有印刷、装订质量问题的图书由本公司负责调换）

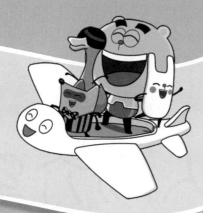

给读者的一封信

亲爱的同学们：

　　你们知道吗？我们每一个人随时都可能遇到各种各样的紧急情况，比如突发疫情、火灾、洪水、台风、交通事故、安全事故等。面对这些突发事件，我们应该怎么应对，怎样做才能在保护好自己和周围人的同时，还能把损失或者影响降到最小呢？

　　让我们跟着东西南北学校的小伙伴们一起，从应对新型冠状病毒肺炎疫情出发，阅读这本《比格博士的思维魔方——应急者》，系统地掌握应对各种突发紧急情况的知识，养成问题解决型的思维方式，提高自己的应急处置能力。在面对未来可能出现的各种紧急情况时，你们将比其他人更可能拥有"泰山崩于前而色不变"的心态以及"黄沙百战穿金甲，不破楼兰终不还"的解决问题的决心。

　　希望你们通过学习本书，能够有效提升应对紧急情况的能力，既可以保护好自己，也能够为社会贡献一份力量，做一名合格的"应急者"。

　　"人间值得"，这个世界需要你们！

比格博士

2020 年春

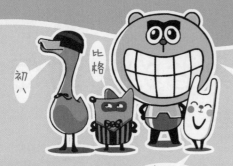

人物介绍

比格——一只博学又聪明的小浣熊。

　　他特别爱读书，坚定地认为自己是个英俊潇洒的男子汉。

初八——一只身材高挑的鸭子。

　　他最喜欢扮酷，常常用他的齐刘海儿盖住他的小眼睛，让别人猜不到他在想什么。

板泽——一只憨厚的大熊。

　　他总是抢着干班上的体力活，对食物完全没有抵抗力，尤其是一听到"蜂蜜"二字就会流口水。

布丁丁——一只呆萌可爱的小兔子。

　　她是班上最小的同学，也是典型的邻家小女孩，特别善解人意，大家都喜欢带她玩。

故事背景

（本故事根据真实事件改编）

放寒假啦！东西南北学校的同学们都打算好好放松一下。比格完成了一整年的病毒研究工作，想去海边度假。板泽和布丁丁想去博物馆研究恐龙化石。初八想去报社做实习记者，准备参加开学后学校广播站的新闻小记者竞选。

他们正在高兴地讨论寒假计划……突然电视里、广播里、手机里都同时传来了紧急新闻：一种新型病毒开始在全国各地传播，因为在电子显微镜下可以明显地看到这种病毒外膜上有棒状粒子突起，看上去像国王的皇冠，以前没有在人类中发现过，所以大家称它为"新型冠状病毒"。感染者可能会出现发烧、干咳、乏力等症状，重症患者会呼吸困难，甚至死亡。而且这种病毒的传染性特别强，能在人和人之间快速传播，目前已经有很多人感染，如果不及时控制疫情的话，后果将不堪设想！抗击疫情的形势非常严峻！

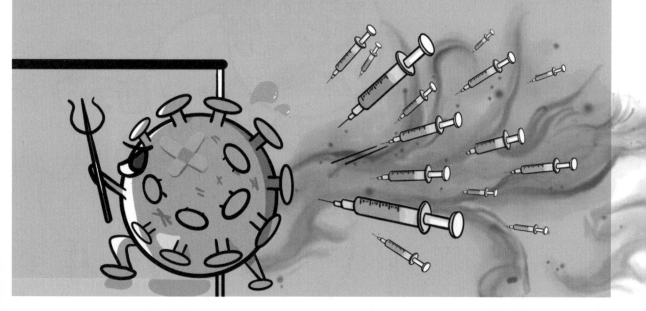

听到这个消息，小伙伴们都非常紧张。比格作为敏感度极高的病毒研究专家，立刻意识到了问题的严重性，他严肃地对大家说："我们所有的寒假计划统统取消！大家从现在开始待在家里，尽量不要出门，这种病毒的传播速度非常快，人与人之间即使不接触，通过呼吸道飞沫也可能传染上！大家一定要小心，务必保护好自己和家人。"

　　"不过，"比格接着说，"我们也不要过于恐慌，不出门、少接触就是阻断传染途径的最好方式，待在家中就是最安全的。但是，要切实保护好自己，还得懂得更多有关病毒的知识。我有很多防控病毒的资料，我们要找出消灭病毒的方法，打赢这场疫情防控阻击战。"

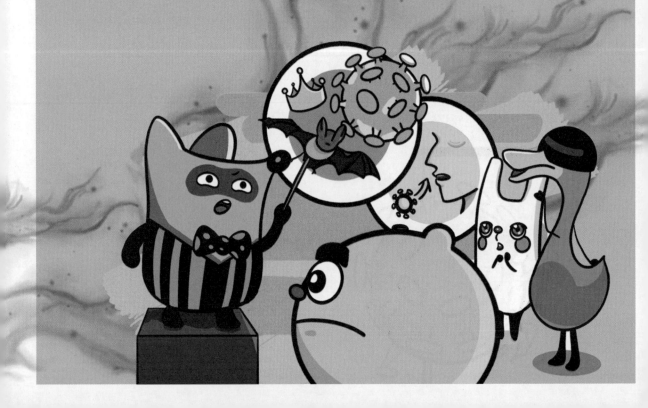

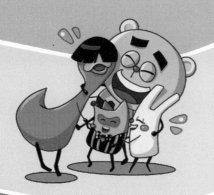

目 录

研学第一课 知己知彼，认清紧急形势 / 1

    应急程序一：对病毒"知根知底" / 6

    应急程序二：对病患"寻根问底" / 9

    应急程序三：对信息"火眼金睛" / 14

    研学评价 / 23

研学第二课 有的放矢，应对紧急情况 / 27

    应急程序一：应急之食物搭配 / 28

    应急程序二：应急之个人防护 / 30

    应急程序三：应急之运动健身 / 37

    应急程序四：应急之心理疏导 / 39

    研学评价 / 49

研学第三课 急中生智，从"应急"到"常智" / 53

    应急程序一：复盘应急图景 / 55

    应急程序二：无处不在的应急者 / 59

    研学评价 / 66

附   录 创意作品集 / 70

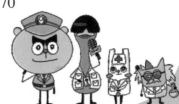

研学第一课

知己知彼，认清紧急形势

比格的书柜里全是有关病毒研究的资料和书籍。初八翻到了一篇比格写的有关病毒的文章，给小伙伴们念了起来……

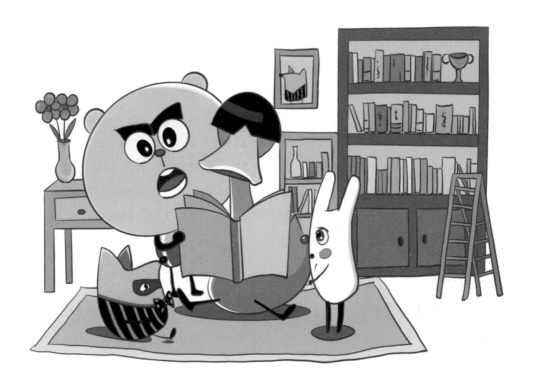

01 病毒到底是什么？

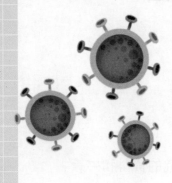

病毒与具有细胞结构的动植物不同，它是一种没有细胞结构的生物，个体微小，结构简单，不具备增殖所需要的酶、原料、能量和场所，所以它必须借助人类等这些具有细胞结构的生物体来进行复制增殖。它所借助的这些生物体就称为它的宿主。因此，"不择手段地"侵入宿主，便是病毒唯一的"目标"。病毒侵入宿主后，它会"劫持"宿主细胞里的酶、原料和能量，并借助宿主细胞所提供的场所来进行自我复制，从而繁殖后代。病毒行事狡诈，它的宿主可以是任何有细胞结构的生物。根据它所入侵的生物（即宿主）的不同，可以将病毒分为三种：动物病毒、植物病毒、细菌病毒。

有一类病毒名为"冠状病毒"。冠状病毒首次被发现时，人们通过显微镜观察到它的外膜上有棒状粒子突起，看上去就像中世纪欧洲帝王的皇冠，冠状病毒由此得名。最近一段时间，我们频繁听到的"新型冠状病毒"是众多冠状病毒中的一种。冠状病毒属于RNA（核糖核酸）病毒。与DNA（脱氧核糖核酸）病毒相比，RNA病毒多数为不稳定的单链结构，所以它更容易发生变异。由于新型冠状病毒容易变异的特性，我们更难对其进行预防和控制。

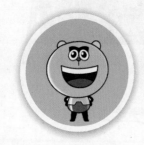

02 病毒的入侵方式

比格说："人类要战胜病毒，第一步就是要'知己知彼'。"所以，我们有必要了解病毒的入侵方式以及人体相应的防御策略。病毒的体积小，数量庞大，遍布于陆地、海洋以及我们呼吸的空气中，所以它们就能很容易地接触到各类生物，甚至突破物种间的屏障，在人和其他生物之间进行跨物种传播。它们接触到我们之后，会从我们的身体上寻找破绽，沿着五大"入侵方向"大举进攻：皮肤、眼睛、泌尿与生殖道、消化道和呼吸道。其中，呼吸道最容易被病毒入侵。当病毒试图入侵人体时，人体会通过各种屏障来阻挡病毒的入侵，尽可能地将病毒阻挡在人体之外。人体的屏障主要包括皮肤与黏膜，体液中的杀菌物质以及免疫器官、免疫细胞和抗体等。

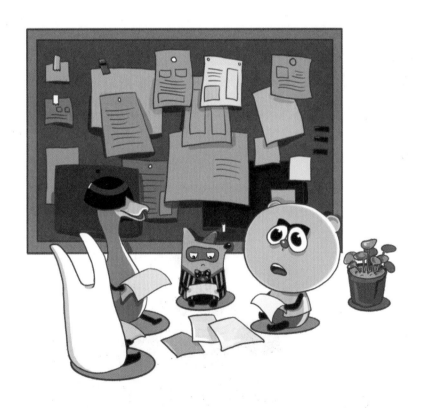

03 人体防御的策略

　　如果病毒最终通过层层屏障，入侵了人体，这时我们的防御系统——免疫系统就会启动，发挥防御功能。免疫系统可以通过分泌干扰素来抑制被病毒入侵的细胞的合成功能，达到阻碍病毒自我复制繁殖的目的；我们的"攻击部队"即吞噬细胞也会出动，负责"吞食"侵入人体的病毒；此外，免疫系统还会分泌补体蛋白，协助吞噬细胞吞噬病毒，这就相当于我们的"助攻部队"。经过上述这些过程，病毒们损失惨重，但是此时的我们也相当不舒服。我们的神经系统开始促使我们体温升高，升高的体温再次加速免疫细胞向被病毒入侵的地方迁移，这种现象便是发烧。类似的症状还有红斑、皮肤组织肿胀、鼻塞、流鼻涕等。我们身体的这些反应被称为"炎症反应"，是我们身体正在全力对抗病毒入侵的表现。所以，当我们忍受炎症的时候，距离我们打败病毒也就不远了。不幸的是，病毒很容易适应环境、发生变异，在这种情况下，我们的免疫系统就会改换策略，"使用不同的武器，防御不同的病毒"，来一个，打一个。没错，我们的身体就是这么强大。但是，这种策略也存在漏洞，有时候人体免疫系统的反应速度没有病毒的繁殖速度快。这也是病毒导致患者出现严重病症甚至死亡的原因之一。我们可以通过研发疫苗来对病毒进行预防，这是人类对抗病毒最强大的武器。

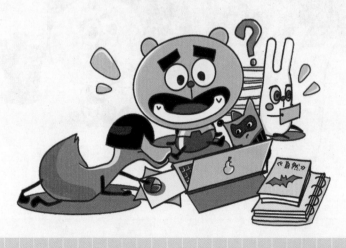

04 病毒从哪里来？

"病毒"这个词着实恐怖。从艾滋病病毒到SARS（严重急性呼吸综合征，俗称"非典"）病毒、埃博拉病毒，再到这次的"新型冠状病毒"，都让我们见识了病毒可怕的威力。一个重要的问题是，这些病毒都是从哪儿来的呢？科学家们给出的部分答案表明，很多病毒来源于动物。

看到这里，小伙伴们产生了许多新的疑问。

板泽问："这些病毒的存在比人类还要久远，为什么近年来它们会频繁地从动物身上转移到人的身上呢？"

布丁丁问："病毒无处不在，为什么有的人容易感染，有的人却不那么容易感染呢？"

初八问："在人类生活的区域，会不会还有我们不知道的致命病毒呢？"

布丁丁又问："如果人类消灭不了病毒，那该怎么保护自己呢？"

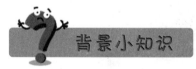

背景小知识

在人类社会的历史上，曾经有许多著名的传染病。

（1）天花曾在人类社会多次发生大流行。其中，在17、18世纪，天花夺走1.5亿人的生命；15世纪末，欧洲人踏上美洲大陆时带来了天花，2000万~3000万原住民在约100年后只剩下不到100万人。

（2）起源于亚洲西南部的"黑死病"（鼠疫），在14世纪四五十年代席卷欧洲，夺走了2500万名欧洲人的生命，最终在全世界造成了大约7500万人死亡。

（3）人类历史上最致命的传染病"西班牙流感"（因西班牙国王感染此病而得名），在1918~1919年造成全世界约10亿人感染，2500万~4000万人死亡。

（4）SARS疫情于2002年在中国广东发生，并扩散至东南亚乃至全球，引起了人类社会一定程度的恐慌，造成数千人死亡。直至2003年中期，SARS病毒才逐渐消失。

应急程序一：对病毒"知根知底"

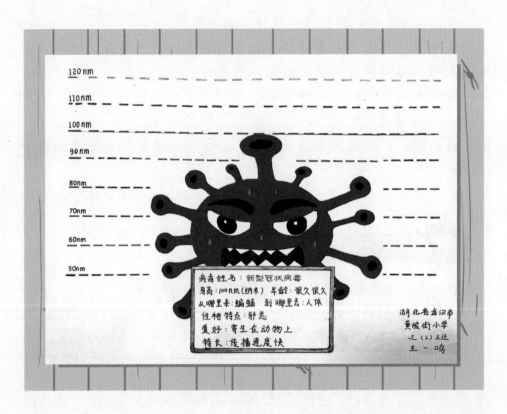

新型冠状病毒绘画作品

作者：湖北省武汉市黄陂街小学三（2）班王一鸣

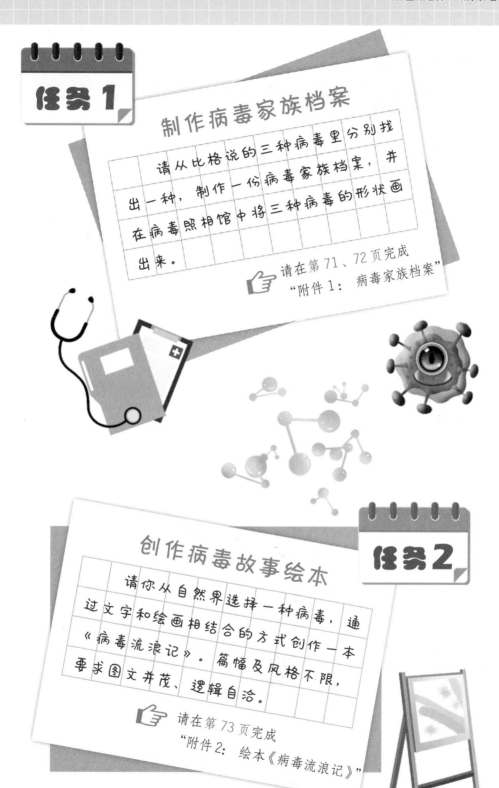

任务 1

制作病毒家族档案

请从比格说的三种病毒里分别找出一种，制作一份病毒家族档案，并在病毒照相馆中将三种病毒的形状画出来。

👉 请在第 71、72 页完成
"附件 1：病毒家族档案"

任务 2

创作病毒故事绘本

请你从自然界选择一种病毒，通过文字和绘画相结合的方式创作一本《病毒流浪记》。篇幅及风格不限，要求图文并茂、逻辑自洽。

👉 请在第 73 页完成
"附件 2：绘本《病毒流浪记》"

任务3 追踪病毒传播路径

引起呼吸系统疾病的病毒是怎样从一个人传播给另一个人的？请你把病毒传播的过程记录下来，解释给其他同学听。

☞ 请在第74页完成
"附件3：追踪病毒传播路径"

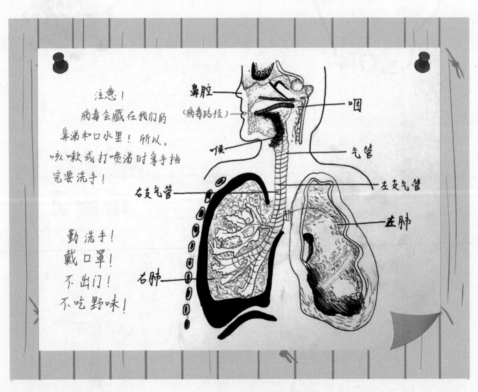

"新型冠状病毒"传播途径示意图

作者：广西柳州市壶西小学五（2）班赵欣慧

应急程序二：对病患"寻根问底"

初八翻着"新型冠状病毒"的资料，对小伙伴们说："原来这种该死的病毒可以通过空气中的飞沫传播，能够破坏人们的呼吸系统，被感染的人就像溺水一样痛苦！"初八一边说一边握紧了拳头，对病毒恨得牙痒痒。

板泽刚刚也从新闻里听说，这种长得像皇冠的"新型冠状病毒"导致的传染性肺炎现在已经蔓延到全国了！他急得团团转！布丁丁也很焦虑，但她想，光生气和着急没有用啊，还是得做点什么。她对大家说："现在，我们除了尽量不出门，还要确认自己和周围的人没有被感染才算安全。要不，我们先来给自己和家人、朋友做个初步的诊断吧！"

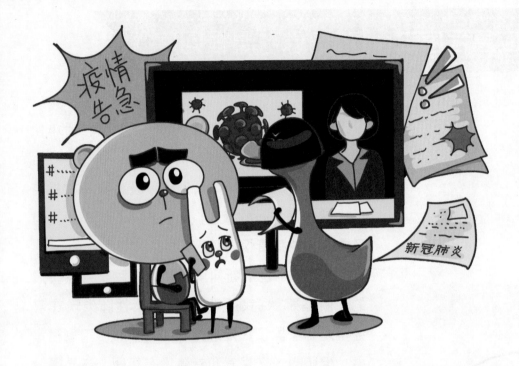

板泽和初八都认为这是个好主意。可是，大家都不是医生，该怎么给自己、家人和朋友诊断病情呢？初八想了想，计上心来……

同学们，让我们和他们一起收集资料，设计一份能体现人们健康情况的调查问卷，来保卫我们的家人和朋友吧！

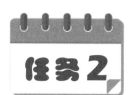

帮患者描述病情

很多呼吸道传染病的重症患者无法正常与医生进行语言交流。以上文中提到的"新型冠状病毒"导致的肺炎为例，请你作为代班医生，通过查阅资料或者调查询问的方式，将"新型冠状病毒"肺炎患者主诉的病情和他们的症状写在病历里。你写得越详细，就越有助于后续诊疗。

☞ 请在第 75、76 页完成"附件 4：病历"

为社区排查病患

在疫情紧急时期，全城医护人员紧缺，每个社区都需要自行排查居民的发热情况及身体状况。初八和板泽在布丁丁的带动下成为东西南北社区的"抗疫"志愿者，他们要及时对小区所有居民的身体情况进行摸查。为了让医生第一时间发现潜在病患，他们需要设计一份能收集人们实时健康信息的问卷调查表，上门让居民一一如实填写。请问这份问卷该怎么设计呢？请你来帮他们把问卷里的项目设计完整吧！

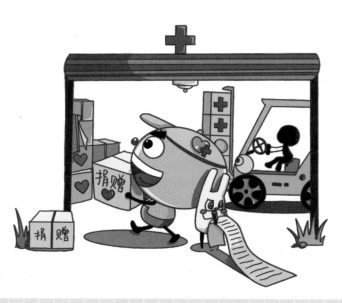

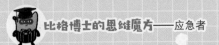

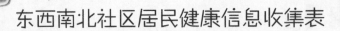

东西南北社区居民健康信息收集表

姓　名	板泽				
性　别	男				
体　温	36.1℃				
是否咳嗽					
是否乏力					
是否腹泻					
是否有其他症状					

（以上表格仅供参考，你可以根据需要修改表格格式）

揭开数据的谜底

任务3

2020 年的春天起，"新型冠状病毒"导致的传染性肺炎波及了世界上的许多国家，请你截取一个时间段（例如一周内），采集你所在的城市或世界主要国家在这一时间段内每天确诊、疑似、死亡及治愈的病例数据，并绘制出折线图。从这个图中你发现了什么规律？试着分析它背后的原因。

☞ 请在第 77、78 页完成
"附件 5：疫情数据分析"

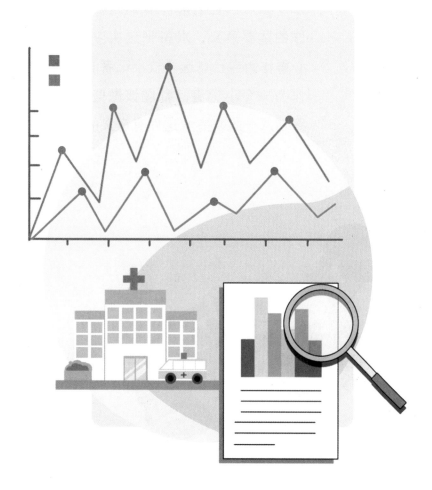

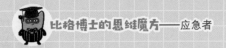

应急程序三：对信息"火眼金睛"

虽然小伙伴们在家隔离了一个多月，每天只能通过电视、网络获得外界的信息，但大家都知道，这场疫情防控阻击战事关人类的命运，所以也都非常理解，没有半句怨言。初八、板泽和布丁丁从当社区志愿者的过程中感受到这项工作的重要意义，准备把这次应急处理的经过和心得作为自己竞选学校小记者的议题。同学们，作为一个小记者，都应该做些什么呢？让我们跟初八一起来完成这件有意义的事吧！

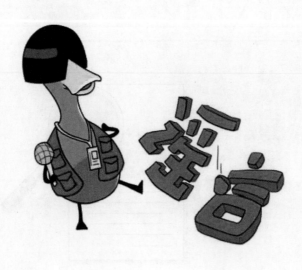

"宅"在家中时的网络世界

任务1

"'宅'在家中时的网络世界"是初八同学竞选小记者的第一个议题。

"咳咳"他干咳了两声，一本正经地对着镜子演练起来："因为疫情防控需要阻断病毒的传播途径，所以我们最好的防疫措施就是在家待着，哪儿也不要去。你以为这样我们的生活和工作就会混乱又无聊吗？NO，NO，NO（不、不、不）！别忘了我们身处互联网时代，有很多事情是可以通过网络解决的！"

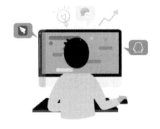

请同学们想一想，当全国人民齐心协力为阻断病毒的传播途径而尽可能待在家中时，全家人每天的生活都会用到哪些网络软件？我们可以用这些软件来做什么呢？

软件名称	软件功能描述	我家的使用者	能为我们解决什么问题

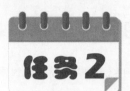

线上疫情新闻发布会

初八和同学们要共同组织一场线上疫情新闻发布会，回应大家最关心的问题。他邀请你担任这场发布会的总策划人。请问，你应该怎样安排发布会的现场工作呢？

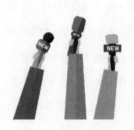

首先，请你设计这场新闻发布会的流程，列出工作计划表（可以补充下表，也可以按你的想法重新设计表格）。

"北北市疫情" 新闻发布会工作计划表

发布会环节	负责人	注意事项	物资准备	备注

其次，在新闻发布会现场，新闻发言人需要答记者问。请你想一想记者们可能问到哪些问题，至少列举三个写下来，并预先准备好答案。

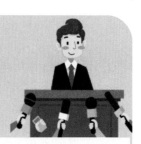

 问题 1：

_____

我的答案：

_____

_____

_____

 问题 2：

_____

我的答案：

_____

_____

_____

 问题 3：

_____

我的答案：

_____

_____

_____

最后，请你就地取材布置会场，按前面设计的"北北市疫情"新闻发布会的计划实际演练一遍，并录下全过程。

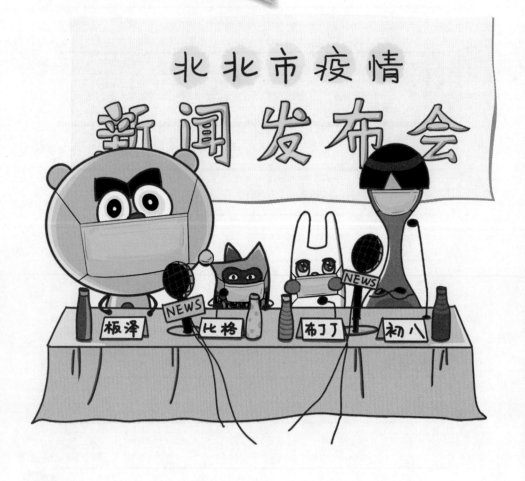

任务3

"揪"出虚假信息

作为一名合格的应急者，首先需要收集来自各方的信息。但这些信息有真有假，辨别信息的真假对应急者做出正确的判断非常重要。但是，"宅"在家中，大家每天都会收到各种各样关于疫情的信息，有的让人恐慌，有的让人气愤，有的又煽动人们不理智地去采购各种药物，时常有媒体辟谣。对于立志成为新闻工作者的初八同学来说，他当然不能允许虚假信息在社会上流传。所以，他决定采取一系列行动……

Step1：

请你想想看，你和家人都收到过哪些假信息，你们是怎么发现它们是假信息的？

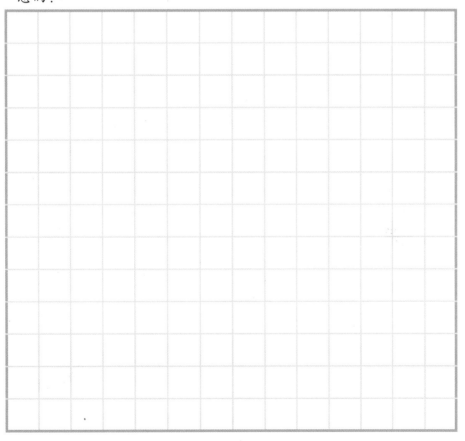

Step2:
　　支付宝、微信里都有辟谣小程序，许多公众号里也有关于识别谣言方法的文章。请你查阅这些资料，总结出辨别真假信息的三种方法。

辨别方法1:

辨别方法2:

辨别方法3:

Step3：

　　疫情期间，有各种各样的求助信息在网上传播，有的是以个人名义发布的，有的是以医院名义发布的，但这些信息往往真假难辨。请发挥你辨别真假信息的本领，想办法把你手上的口罩和防护服捐赠给真正需要的医院。

背景小知识

　　医院因为防护物资紧缺，常常会把整个医院的资源需求都贴出来，或直接发布一张公告照片。这样会导致信息杂音很多：一方面捐赠方无法掌握实时信息，导致有的医院得到过多的捐赠物资，有的医院却被忽略；另一方面，捐赠方不知道所捐赠的物品是否符合医院要求。

　　（1）通过哪些途径可以获取需要捐赠的医院的可靠信息？

途径1：医院的官方微信公众号

_____

_____

途径2：

_____

_____

途径3：

_____

_____

（2）获取医院信息后，我们可以用什么方法进一步了解这些医院对口罩和防护服的实时需求呢？又如何判断所捐赠的物品是否符合医院要求呢？

方法1：打电话核实

_____

_____

_____

方法2：

_____

_____

_____

方法3：

_____

_____

_____

扫码获取更多动画视频

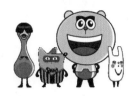

研学实践前期准备评价表

同学你好！请根据表格中的"参考分值"栏和"评分标准"栏，在对应的"自我评价"栏内填写自评分值，再请老师填写"教师评分"一栏，最后将各项分值相加并填入"总得分"一栏。

谢谢你的配合！

学生姓名			班/组		
小组成员					
评价内容	参考分值	评价标准		自我评价	教师评分
完整了解本堂实践课的任务	30	查阅了相关文献，对本阶段的任务和意义有深刻认识			
	20	对本阶段的任务和意义有一定了解			
	5	对本阶段的任务和意义没有概念，边学习边体会			
课前准备	35	课前做了充分准备，主动查阅了大量资料			
	25	准备不充分，没有查阅资料，对任务有一定了解			
	5	没有准备			
课程兴趣	35	对以思维模型为表现形式的研究型实践课有浓厚的兴趣，能代入角色			
	25	对研究型实践课有一定的兴趣，愿意学习和尝试			
	5	对研究型实践课完全没有兴趣			
总得分					

研学实践过程评价表

同学你好！请根据表格中的"参考分值"栏和"评分标准"栏，在对应的"自我评价"栏内填写自评分值，再请老师填写"教师评分"一栏，最后将各项分值相加并填入"总得分"一栏。

谢谢你的配合！

学生姓名					班/组		
小组成员							
编号	评价内容	参考分值	评价标准			自我评价	教师评分
1	问题分析能力	10	能迅速抓住关键问题，全面分析、正确分解问题				
		7	能抓住问题的本质，但分析问题不够全面				
		4	对问题无从下手				
		1	不知道问题在哪里				
2	信息收集能力	10	能从相应渠道获取相关信息，正确标明出处				
		7	能从相应渠道获取相关信息，但未标明出处				
		4	摘录了很多信息，但只和主题部分相关				
		1	随意收集了一些信息，较少与主题相关				
3	信息分析能力	10	能对收集的信息进行自主分析、归类、拓展，得出创造性的结论				
		7	能对收集的信息进行分析归纳，在老师帮助下得出创造性的结论				
		4	在老师指导下进行分析归纳，得出创造性的结论				
		1	只能复述自己所收集的信息，没有提出个人见解				
4	知识运用能力	10	能将原有的知识与新信息融会贯通来解释问题				
		7	能联系多学科知识来解释实际问题				
		4	能用常识概念和科学原理解释相关现象				
		1	不能运用相关学科的知识来解释实际问题				

续上表

编号	评价内容	参考分值	评价标准	自我评价	教师评分
5	问题解决能力	10	能及时判断问题并提出有效的解决方案，能主动帮助他人解决问题		
		7	能对出现的问题做出分析并提出解决方案		
		4	能对问题提出一定的解决方案，但需要指导		
		1	在别人帮助下才能解决所遇到的问题		
6	方案设计能力	10	提出两个以上的解决方案，其一为优秀方案		
		7	能设计出一套行之有效的解决方案		
		4	设计出一套解决方案，但无法落实		
		1	没有提出可行或可供参考的方案		
7	实践动手能力	10	能积极主动通过实践解决问题		
		7	主动尝试完成课程所涉及的实践任务		
		4	配合课程和任务，进行一定的实践操作		
		1	不喜欢实践操作		
8	合作学习能力	10	与伙伴友好合作，积极讨论，能提出实质性建议，能协助他人并共同完成任务		
		7	与伙伴共享信息，友好合作，积极讨论，能提出建议		
		4	与他人共享信息，在任务完成中起较小作用		
		1	经常因为观点不一致与人争执，无法合作		
9	自主学习能力	10	能独立完成所有任务，能分析问题、设计解决方案		
		7	能独立完成大部分任务，能分析问题、提出解决方案		
		4	基本能独立完成任务，分析问题、提供较少解决方案		
		1	不能独立完成任务，无法解决问题		
10	创新创意能力	10	能整合收集到的信息，提出多种解决方案，方案有创意且行之有效，能与生活实际相联系		
		7	能把收集的信息为我所用，提出不止一种解决方案，但缺乏创新，理论与实践联系较少		
		4	能收集新的信息，只提出一种方案，未做到理论联系实际		
		1	只能按部就班地完成分配给自己的任务		
总得分					

研学实践后期总结及拓展评价表

同学你好！请根据表格中的"参考分值"栏和"评分标准"栏，在对应的"自我评价"栏内填写自评分值，再请老师填写"教师评分"一栏，最后将各项分值相加并填入"总得分"一栏。

谢谢你的配合！

学生姓名				班/组		
小组成员						
评价内容	参考分值	评价标准			自我评价	教师评分
心得体会	35	能详细记录或具体阐释自己在项目过程中的知识收获、感受，能展示相关概念图和知识结构体系，能总结项目中存在的问题并提出改进措施				
	25	认真记录了自己的项目体会，总结了问题所在，但未提出解决问题的方法				
	5	只为完成作业，随便写了一点体会				
拓展迁移	35	课程结束后又查阅了大量资料，完善知识结构，拓展自己的认知，通过项目对相关问题进行反思，并有了更深的理解和新的认识，能将知识和实际生活相联系				
	25	后期查阅资料，拓展认识，记录、整理查阅的资料				
	5	仅对前期资料进行整理归纳				
持续精进	30	与小组成员保持紧密联系和交流，后期总结所学到的知识，提出更好的问题解决方案，并打算制订计划、付诸实施				
	20	与小组成员仍有联系，彼此交流实践感受，不再改进项目方案				
	5	与小组成员较少联系，几乎不谈及与项目有关的话题				
总得分						

研学第二课
有的放矢，应对紧急情况

　　面对这突发的疫情，政府采取了坚决果断的隔离措施，要求大家在隔离期间尽量不要出门。小伙伴只能通过电话和网络视频联系。一个星期以后，板泽明显已经有些急躁了，开始发牢骚："我到底还要被关在家里多久啊？好想出去玩啊！"比格安慰他说："我们这样在家自我隔离也是为了早日消灭病毒。你就再忍忍吧，等疫情结束了，我们再一起出去玩！"布丁丁说："对了，我前天在慕课（MOOC）上学习了清华大学心理学专家彭凯平教授的积极心理学课程。教授在课上传授给我们在面对紧急状况的时候调节自己心态的方法，我觉得很有用呢，一会儿分享给大家！"初八说："是的，我也在家拟订了锻炼计划，我要好好锻炼身体，做一个安静的美男子！"大家听了初八的话，都哈哈大笑起来，心情顿时也好多了。

　　同学们，在遇到紧急情况的时候，我们应当保护好自己，既要锻炼好身体，也要调节好心理，这对我们和家人来说都是非常重要的。这些知识都在今天的内容里，让我们开始学习吧！

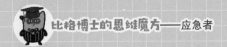
应急程序一：应急之食物搭配

　　贪吃的板泽每天最关心的事是"今天吃什么"。这些天宅在家里只吃不动，他圆滚滚的肚子越发鼓鼓囊囊了。可是，许久没去超市采购，家里只剩下10斤大米、6斤排骨、2斤鸡肉、2斤白菜、7个土豆、若干个大蒜、6斤面粉、1斤绿豆，还有一盒草莓。

　　请同学们做一个游戏，将食物分为三种类别："红色食物"是蛋白质含量高，能帮助人体长肌肉长骨头的食材；"黄色食物"是淀粉含量高，主要为人体提供能量的食材；"绿色食物"是主要为人体提供维生素的蔬果。这三种食物给我们的身体提供必不可少的营养。请注意，这里的红色、黄色和绿色可不是指食物本身的颜色哦。

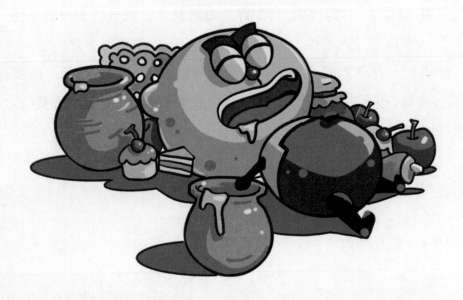

任务 1

食物功能"各就各位"

请你帮板泽把家里现有的食物分为三种类别。

另外，你还能想到哪些食物可以归入以下三个类别里？请你写下来，写得越多越好。

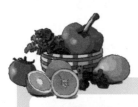

分类	食物名称
红色食物	
黄色食物	
绿色食物	

任务 2

靠谱的菜谱

请根据你家的家庭成员的人数、口味和身体状况，用板泽家里现有的食材制定一套菜单。

要求：最好做到每餐都美味且营养均衡。看看你最多能搭配出多少餐？

请在第 79 页完成
"附件 6：靠谱的菜谱"

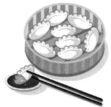

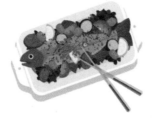

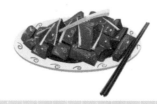

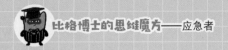
应急程序二：应急之个人防护

布丁丁作为社区的抗疫志愿者，每天要向大家宣传如何做好自我防护。在上岗之前，布丁丁还专门学习了防护知识呢。这会儿，眼看板泽要出门采购食物了，布丁丁非常耐心地为他讲授了整套防护知识。

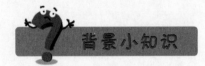
背景小知识

（1）口罩该怎么选？

根据国家卫生健康委员会发布的《预防新型冠状病毒感染的肺炎口罩使用指南》：

①一次性使用医用口罩：推荐公众在非人员密集的公共场所使用。

②医用外科口罩：防护效果优于一次性使用医用口罩，推荐疑似病例、公共交通司乘人员、出租车司机、环卫工人、公共场所服务人员等在岗期间佩戴。

③KN95/N95及以上颗粒物防护口罩：防护效果优于医用外科口罩、一次性使用医用口罩，推荐现场调查、采样和检测人员使用，公众在人员高度密集场所或密闭公共场所也可佩戴。

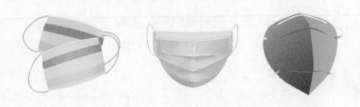

④医用防护口罩：推荐发热门诊、隔离病房医护人员及确诊患者转移时佩戴。

同学们要注意，口罩与面部贴合性好时，才会有好的防护效果，所以需要根据自己的脸型和面部尺寸选择适合的口罩。

（2）如何正确佩戴口罩？

以一次性医用口罩的使用方法为例：

第一，口罩颜色深的是正面，正面应该朝外，颜色较浅的一面是反面，应正对脸部；

第二，要注意带有鼻夹金属条的部分应该在口罩的上方，不要戴反了；

第三，分清楚口罩的正面、反面、上端、下端后，先将手洗干净，确定口罩方向正确之后，将两端的绳子挂在耳朵上；

最后，也是前面提到过的金属条问题，需要用双手指尖压紧鼻梁两侧的金属条，使口罩上端紧贴鼻梁，然后向下拉伸口罩，使口罩不留有褶皱，覆盖住鼻子和嘴巴。

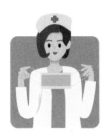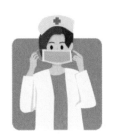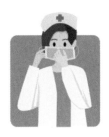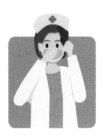

（3）特殊人群如何佩戴口罩？

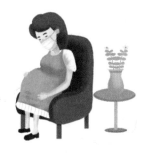

孕妇佩戴防护口罩，应注意结合自身条件，选择舒适性比较高的产品。

老年人及有心肺疾病慢性病患者佩戴口罩后可能会造成不适感，甚至会加重原有病情，应寻求医生的专业指导。

儿童处在生长发育阶段，其脸型较小，建议选择符合国家相关标准的儿童或青少年防护口罩。

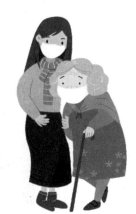

病毒只对口鼻感兴趣？

任务1

板泽不解地问布丁丁："我的脸、手、皮肤和头发都露在外面，只戴口罩就可以防止病毒入侵吗？难道病毒只对我的鼻子和嘴巴感兴趣吗？"请通过查阅资料分析哪些病毒可以通过口鼻进入人体，哪些病毒可以通过皮肤进入人体，并写下你的理由。

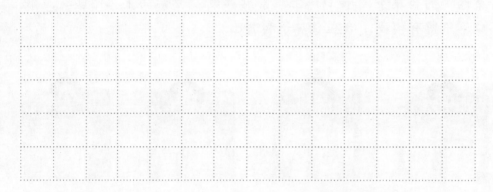

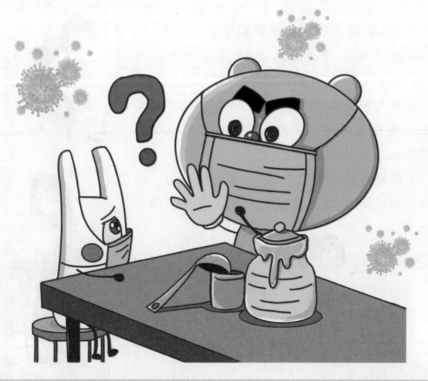

用什么自制口罩？

任务2

大家听说戴口罩对防病毒很有效，于是药店里的口罩很快被抢购一空。买不到口罩的人们只好想办法自制口罩，有的用餐巾纸做口罩，有的拿半个柚子皮当口罩，还有的把切掉底部的塑料油壶戴在头上当"口罩"。请你想一想，这些"口罩"的防护效果怎么样呢？

在口罩这么短缺的情况下，我们还可以用什么来自制口罩呢？

请你试一试，设计一款自制口罩，并说明它的功能。

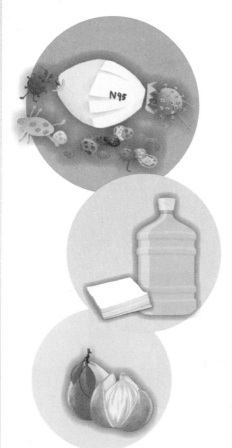

我来设计防护服

任务3

　　为什么医生在给传染病人治疗时一定要穿上防护服？防护服有很多种，有防病毒的，有防火的，有防辐射的，还有防腐蚀的……请你选择一种紧急场景，设计一款针对这种情况的、具有防护功能的防护服，并写出这款防护服的使用说明书，阐述它的防护功能、服装材质、款式、密封方式、供氧方式等，要求内容全面且通俗易懂。

　　👉 请在第80、81页完成
　　　　"附件7：我来设计防护服"

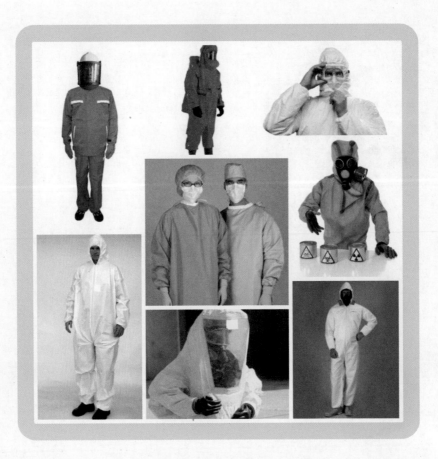

应急，要随时随地

任务4

应对疫情，不仅是出门戴口罩。因为病毒的传播渠道非常多，简直可以说是"无孔不入"，所以无论是在家里、超市还是大街上，我们都有可能接触到病毒。请你收集资料，总结一下新型冠状病毒的三个主要传播途径。

传播途径1：

传播途径2：

传播途径3：

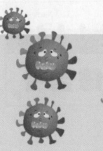
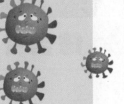

面对这样狡猾的病毒，在不同的情况下我们应该怎么做才能保护好自己呢？请你在下表中写出来。

场 景	措 施	注意事项
长期居家	对家居用品进行消毒	给电器消毒时应该关闭电源，给灶台消毒时应关闭火源，给衣物消毒后要清洗
出门后回家		
去超市		
去医院		

应急程序三：应急之运动健身

同学们，从这次疫情中我们了解到，对抗病毒最关键的是提高自身的免疫力。定期进行体育运动是增强免疫力的重要途径。我们天天"宅"在家，该怎么运动呢？

哪些家用物品可以充当运动器材？

任务 1

并不是只有专业的运动器材才能帮助我们运动。开动脑筋，你会发现，家里有很多东西都可以充当临时的运动器材。请你把它们找出来。

家里的物品	可临时替代的运动器材	好玩指数	推荐指数
垃圾桶压圈	套圈	☆☆☆	☆☆☆☆☆

请从中选择1~2个物品，把你运动的场景画下来。

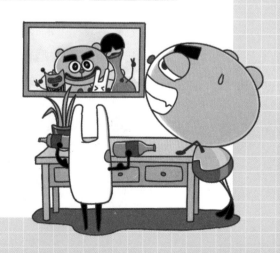

现有运动器材"换岗工作"

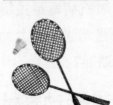

你家里可能有一些运动器材，比如羽毛球、跳绳、哑铃等。想想看，如果把这些运动器材换个岗位，比如用羽毛球拍打乒乓球、用跳绳来跳高，该怎么玩？请你为你发明的新运动方式想一句宣传语，看看谁的宣传语最有创意。

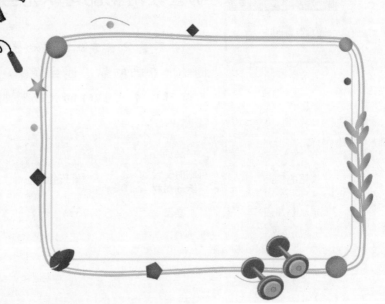

创意运动小视频

请根据你上面研发出来的安全、有趣、别出心裁的运动撰写拍摄剧本，然后拍成小视频，并为你的小视频配一段画外音，在微信群、抖音等平台上发布，看看有多少人为你点赞！

👉 请在第 82 页完成
"附件 8：运动小视频剧本"

应急程序四：应急之心理疏导

本部分课程根据清华大学心理学系主任彭凯平教授的积极心理学课程研发。

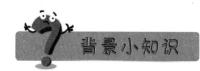

背景小知识

一场来势汹汹的新型冠状病毒肺炎疫情把人们带进了恐惧、焦虑、烦躁、无助、悲伤、愤怒等情绪中。心理学家们把这种现象称为"心理危机"。不过，心理危机不是一种疾病，而是一种在特殊情境下人类心理上的正常反应，是一种暂时的现象。

调查显示，在新型冠状病毒肺炎疫情发生以后，产生担忧情绪的人占被调查人群的79.3%；产生强烈恐惧情绪的人的占40%；产生强烈愤怒情绪的人占39.6%。由此可见，疫情后的主要情绪反应是担忧、恐惧和愤怒。

人们担心自己和家人，担心疫情得不到控制，担心生活不能正常进行下去，感觉很慌乱，整天待在家里又觉得非常孤独、烦躁不安。人们的愤怒情绪也很明显，并且指向很多对象，比如进行野生动物交易的人和隐瞒疫情病史与行程的人，此外偶然发生的其他事件也会引发人们的愤怒情绪。

我们不能被这些负面情绪影响，因此，在紧急情况下，我们要进行自我心理疏导。

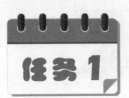
理解自己的情绪

任务1

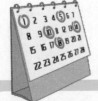

同学们在遇到各种突发事件时，前面说到的这些情绪和心理状态，你和家人多多少少都会有。有情绪不是问题，不了解自己的情绪才是问题。所以，我们要做到"情绪自知"，并有针对性地进行自我情绪疏导。请回忆并记录下你和家人在疫情期间心理状态的变化和原因，看清自己的情绪起伏。

时间	心理状态	心理状态的成因
第1天		
第5天		
第10天		
第14天		
第18天		

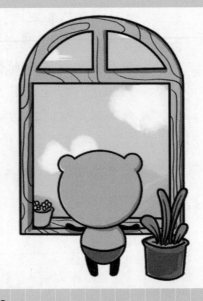

任务2　每天都有三件好事

　　清华大学心理学系主任、心理学家彭凯平教授说：我们要善用性格优势，虽然每天有很多负面的情绪和消息，但是我们仍然可以找到生活中一些微小的、积极的，能让我们感到愉悦、满足、欣慰和平静的事情。比如写感恩信、记录自己每天生活中的三件好事等。写着写着你就会发现，你的情绪开始改善，身上的性格优势开始凸显出来。请你组织一次讨论，找找我们生活中的"小确幸"，并填写在下面的"今日'小确幸'"上。

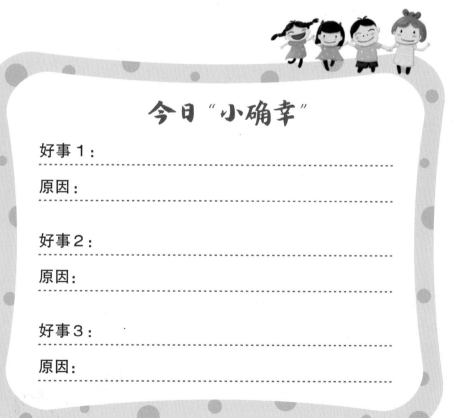

今日"小确幸"

好事1：...

原因：...

好事2：...

原因：...

好事3：...

原因：...

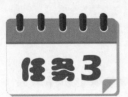

未来想象之旅

不管在什么情况下，这种能力都是不可剥夺的。在我们不得已暂时不能自由外出时，就让我们放飞思想，来一场有关未来的想象之旅吧。

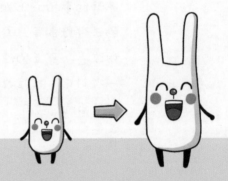

未来的我

假如我们通过自己的努力，借助他人的帮助，再加上一点好运气，达成了一些重要的人生目标，那么6个月后、1年后、工作后，我的生活将是怎样的？

 我会在哪里生活？那里的风景是怎样的？

 我会和谁在一起？我们会做什么？

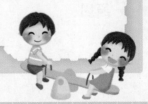

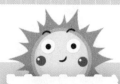

★ 我从事什么职业？上班的时候都做些什么事情？

☾ 我的业余生活在做什么？发展了哪些兴趣爱好？

★ 和朋友在一起的时候，我的神态是怎样的？

☾ 你理想的幸福生活画面是什么样的？请画下来并分享给大家。

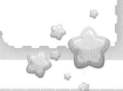 请在第83页完成
"附件9：我理想中的幸福生活"

过去的我

　　每个人都有突出的特长与优点，也有过战胜挫折的经历。那么，不妨在此刻重温一下自己多年以来的成功"秘诀"与成长经历吧！

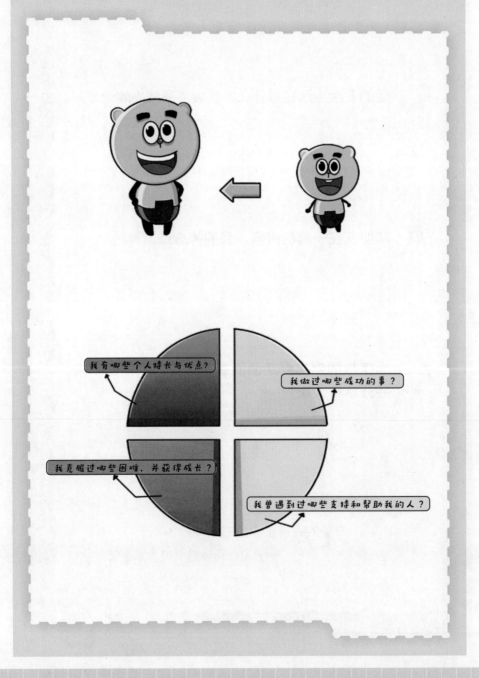

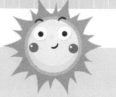

铺设通往未来之路

　　铺开刚刚规划好的美好未来画卷，拿出过去的成功经验，设定一个你希望在未来的 6 个月里达成的目标，绘制一个实现目标的"路线图"。请注意，一个好的目标应该具体、可测量，在一定时间内可实现。然后考虑以下因素，让你的"路线图"变得更可行。

⭐　如果分三步实现你的目标，你每一步的小目标是什么？

🌙　为了达成小目标，你需要具备哪些能力？怎样才能拥有这样的能力？

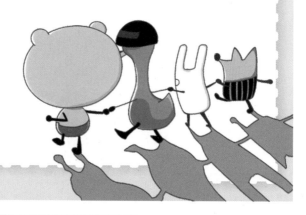

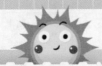
 实现你的小目标需要哪些人的帮助？你打算如何向他们求助？

 在实现小目标的过程中，你可能会遇到哪些困难和障碍？

 在你完成了上面四步"规划"之后，今天的你能为你的目标做点什么呢？请你写出至少一个可以在今天完成的行动，并且行动起来吧！

任务4

你是我的"宝贝"

在疾病和灾难面前，生命虽然脆弱但依然顽强不屈。"宅"在家的这些天里，我们终于有时间静下心来思考，谁才是我们人生中最重要的人，什么才是我们人生中最重要的事。

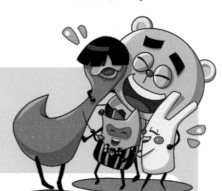

请你写下对自己来说很重要的人，想一想，他们为什么对你这么重要？

我人生中很重要的人

姓　　名	他/她对我这么重要的原因

请你写下对自己来说很重要的三件事，并写出原因。

我人生中很重要的三件事	这件事重要的原因

扫码获取更多动画视频

研 学
评 价

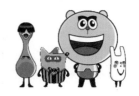

研学实践前期准备评价表

　　同学你好！请根据表格中的"参考分值"栏和"评分标准"栏，在对应的"自我评价"栏内填写自评分值，再请老师填写"教师评分"一栏，最后将各项分值相加并填入"总得分"一栏。

　　谢谢你的配合！

学生姓名			班 / 组		
小组成员					
评价内容	参考分值	评价标准		自我评价	教师评分
完整了解本堂实践课的任务	30	查阅了相关文献，对本阶段的任务和意义有深刻认识			
	20	对本阶段的任务和意义有一定了解			
	5	对本阶段的任务和意义没有概念，边学习边体会			
课前准备	35	课前做了充分准备，主动查阅了大量资料			
	25	准备不充分，没有查阅资料，对任务有一定了解			
	5	没有准备			
课程兴趣	35	对以思维模型为表现形式的研究型实践课有浓厚的兴趣，能代入角色			
	25	对研究型实践课有一定的兴趣，愿意学习和尝试			
	5	对研究型实践课完全没有兴趣			
总得分					

研学实践过程评价表

同学你好！请根据表格中的"参考分值"栏和"评分标准"栏，在对应的"自我评价"栏内填写自评分值，再请老师填写"教师评分"一栏，最后将各项分值相加并填入"总得分"一栏。

谢谢你的配合！

学生姓名				班 / 组		
小组成员						
编号	评价内容	参考分值	评价标准		自我评价	教师评分
1	问题分析能力	10	能迅速抓住关键问题，全面分析、正确分解问题			
		7	能抓住问题的本质，但分析问题不够全面			
		4	对问题无从下手			
		1	不知道问题在哪里			
2	信息收集能力	10	能从相应渠道获取相关信息，正确标明出处			
		7	能从相应渠道获取相关信息，但未标明出处			
		4	摘录了很多信息，但只和主题部分相关			
		1	随意收集了一些信息，较少与主题相关			
3	信息分析能力	10	能对收集的信息进行自主分析、归类、拓展，得出创造性的结论			
		7	能对收集的信息进行分析归纳，在老师帮助下得出创造性的结论			
		4	在老师指导下进行分析归纳，得出创造性的结论			
		1	只能复述自己所收集的信息，没有提出个人见解			
4	知识运用能力	10	能将原有的知识与新信息融会贯通来解释问题			
		7	能联系多学科知识来解释实际问题			
		4	能用常识概念和科学原理解释相关现象			
		1	不能运用相关学科的知识来解释实际问题			

续上表

编号	评价内容	参考分值	评价标准	自我评价	教师评分
5	问题解决能力	10	能及时判断问题并提出有效的解决方案，能主动帮助他人解决问题		
		7	能对出现的问题做出分析并提出解决方案		
		4	能对问题提出一定的解决方案，但需要指导		
		1	在别人帮助下才能解决所遇到的问题		
6	方案设计能力	10	提出两个以上的解决方案，其一为优秀方案		
		7	能设计出一套行之有效的解决方案		
		4	设计出一套解决方案，但无法落实		
		1	没有提出可行或可供参考的方案		
7	实践动手能力	10	能积极主动通过实践解决问题		
		7	主动尝试完成课程所涉及的实践任务		
		4	配合课程和任务，进行一定的实践操作		
		1	不喜欢实践操作		
8	合作学习能力	10	与伙伴友好合作，积极讨论，能提出实质性建议，能协助他人并共同完成任务		
		7	与伙伴共享信息，友好合作，积极讨论，能提出建议		
		4	与他人共享信息，在任务完成中起较小作用		
		1	经常因为观点不一致与人争执，无法合作		
9	自主学习能力	10	能独立完成所有任务，能分析问题、设计解决方案		
		7	能独立完成大部分任务，能分析问题、提出解决方案		
		4	基本能独立完成任务，分析问题、提供较少解决方案		
		1	不能独立完成任务，无法解决问题		
10	创新创意能力	10	能整合收集到的信息，提出多种解决方案，方案有创意且行之有效，能与生活实际相联系		
		7	能把收集的信息为我所用，提出不止一种解决方案，但缺乏创新，理论与实践联系较少		
		4	能收集新的信息，只提出一种方案，未做到理论联系实际		
		1	只能按部就班地完成分配给自己的任务		
总得分					

研学实践后期总结及拓展评价表

同学你好！请根据表格中的"参考分值"栏和"评分标准"栏，在对应的"自我评价"栏内填写自评分值，再请老师填写"教师评分"一栏，最后将各项分值相加并填入"总得分"一栏。

谢谢你的配合！

学生姓名			班/组		
小组成员					
评价内容	参考分值	评价标准		自我评价	教师评分
心得体会	35	能详细记录或具体阐释自己在项目过程中的知识收获、感受，能展示相关概念图和知识结构体系，能总结项目中存在的问题并提出改进措施			
	25	认真记录了自己的项目体会，总结了问题所在，但未提出解决问题的方法			
	5	只为完成作业，随便写了一点体会			
拓展迁移	35	课程结束后又查阅了大量资料，完善知识结构，拓展自己的认知，通过项目对相关问题进行反思，并有了更深的理解和新的认识，能将知识和实际生活相联系			
	25	后期查阅资料，拓展认知，记录、整理查阅的资料			
	5	仅对前期资料进行整理归纳			
持续精进	30	与小组成员保持紧密联系和交流，后期总结所学到的知识，提出更好的问题解决方案，并打算制订计划、付诸实施			
	20	与小组成员仍有联系，彼此交流实践感受，不再改进项目方案			
	5	与小组成员较少联系，几乎不谈及与项目有关的话题			
总得分					

研学第三课
急中生智，从"应急"到"常智"

我们通常将突发公共事件划分为四类：

（1）自然灾害，如台风、泥石流、海啸、地震等，是由人类不可控的一些自然因素导致的；

（2）事故灾难，如交通事故、安全事故、环境污染事件等。

（3）公共卫生事件，如2003年的"非典"疫情，及2020年新型冠状病毒肺炎疫情等；

（4）社会安全事件，如恐怖袭击事件、经济安全事件和涉外突发事件等。

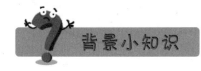

背景小知识

世界卫生组织的报告显示，在10~14岁儿童的死亡原因中，排在前三位的分别是：下呼吸道感染、道路交通事故和溺水。

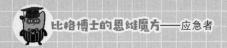

地震、洪水或干旱等自然灾害发生后，由于天气炎热（旱灾中）或阴雨连绵、湿度很高（洪水、海啸等灾害中），在灾害中丧生的人、畜的尸体迅速腐烂发臭；同时城建设施损毁，自来水等水源遭到破坏，下水管道发生堵塞，粪便、垃圾、污物大量堆积，蚊蝇滋生、到处乱飞，环境迅速恶化。这些问题导致市区群众饮用水中大肠杆菌数量严重超标。所以在自然灾害发生三四天后，灾民中往往会出现大量肠炎、痢疾病人。同样的道理，其他疾病疫情也可能大规模爆发。

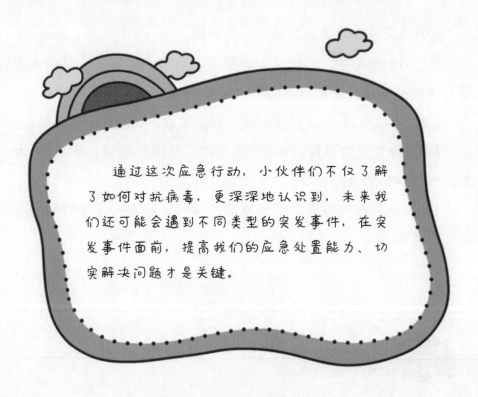

通过这次应急行动，小伙伴们不仅了解了如何对抗病毒，更深深地认识到，未来我们还可能会遇到不同类型的突发事件，在突发事件面前，提高我们的应急处置能力、切实解决问题才是关键。

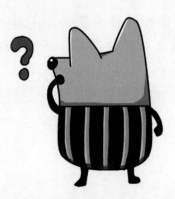

应急程序一：复盘应急图景

病毒的威力

任务1

请你以此次疫情中的亲身经历为例，分析总结疫情对社会各方面造成的影响，并用思维导图的方式表达出来。

👉 请在第84页完成
"附件10：病毒威力思维导图"

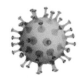
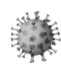
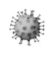

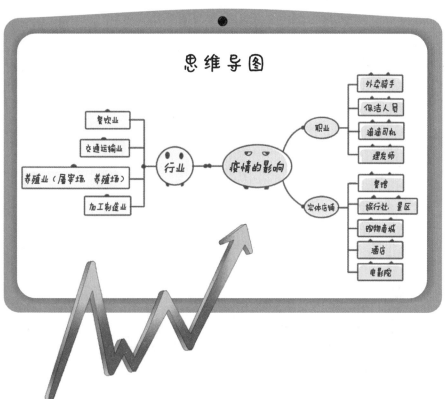

思维导图

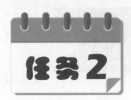

切断传染途径

任务2

对抗传染病的重要手段之一就是切断它的传染途径，比如政府进行交通管制、要求人们居家不出门、把病患隔离起来等，都属于切断传染途径的手段。

Step1:

请你想一想，除了这些手段之外，还有哪些措施能切断病毒的传染途径？请把你脑海中采用各种隔离措施的世界画出来，突出你认为阻断病毒传播效果最好的部分。

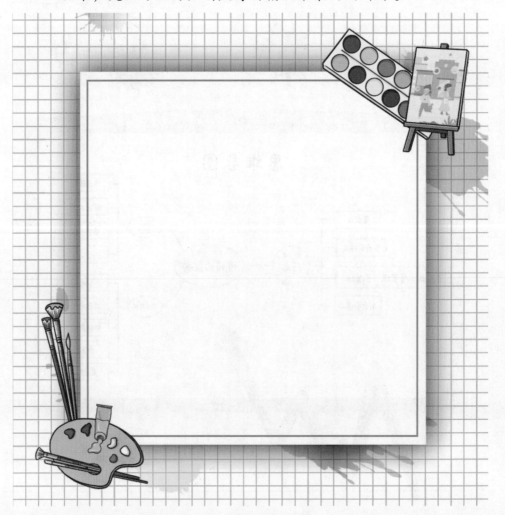

Step2:

　　除了传染病之外，还有哪些紧急情况需要采取隔离措施？请写下这些情况，以及需要采取隔离措施的理由。

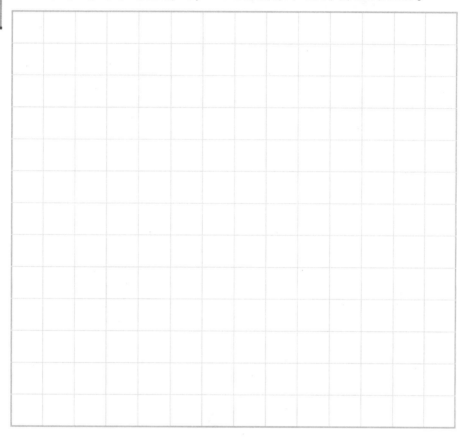

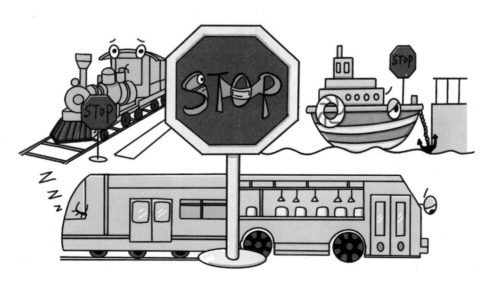

灾后的思考

任务3

在发生各种自然灾害（如地震、海啸、山洪暴发等）的时候，人们常常说大灾之后必有大疫。如果这句话是对的，我们该怎么预防"大灾"之后的"大疫"？

请你选择一个自然灾害后的场景，写下至少三条重要的预防"大疫"的措施，并将你在第二课里设计的防护服应用到灾后防疫场景。

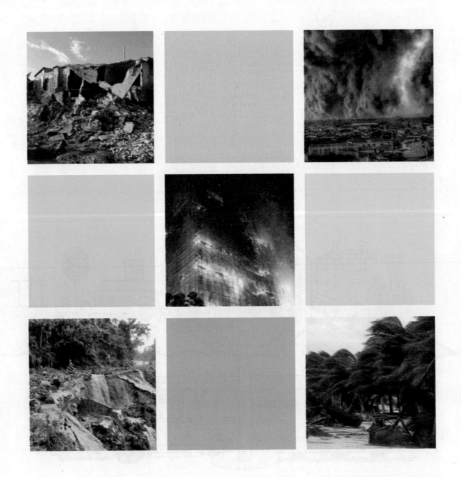

应急程序二：无处不在的应急者

任务 1

普通人的应急

　　同学们要知道，我们作为这个世界普通的一分子，在一生中随时可能会遇到各种各样的紧急情况，比如地震、火灾、洪灾、交通事故、电梯事故等。当你遇到突发事件时，首先要保护自己，再尽自己所能去帮助别人。

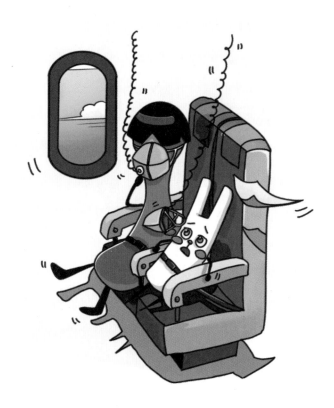

下面列出了几种突发事件，请你分析各种事件的特性，并写下自我保护的方法。

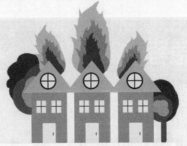

突发事件	事件特性	自我保护方法
地震：房屋倒塌，道路塌陷		
火灾：所有出口均被烧毁		
山洪：房屋、道路和农田被淹		
台风：大树倒下，电线断裂		
电梯失控：电梯轿厢悬在两层楼之间，无法上升或下降		
交通事故：车辆相撞，交通拥堵		
传染病：与人近距离接触即可能感染的疾病暴发		

志愿者的应急

任务2

布丁丁作为"抗疫"的社区志愿者每天忙忙碌碌，板泽担心地对她说："你当志愿者要注意自己的安全，不要染上病毒啊！"

布丁丁说："我主要是在家帮社区核对表单，做一些力所能及的事情！而且这也是帮助我们自己早日战胜疫情对不对？最重要的是，我可以带动更多的人参与到志愿者的工作中来。当然，我也征得了爸爸妈妈的同意。做好个人防护，保证自己的安全，才能更好地为大家服务！"

板泽说："布丁丁你太棒了，我也要做志愿者！"

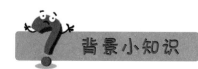

背景小知识

志愿者是指志愿贡献个人的时间及精力，在不图任何物质报酬的情况下，为改善社会服务、促进社会进步而提供服务的人。志愿工作具有志愿性、无偿性、公益性、组织性四大特征。参与志愿工作既是"助人"，亦是"自助"；既是"乐人"，同时也"乐己"。参与志愿工作，既是在帮助他人、服务社会，同时也是在传递爱心和传播文明。志愿服务个人化、人性化的特征，可以有效地拉近人与人之间的心灵距离，减少疏远感，对缓解社会矛盾、促进社会稳定有一定的积极作用。

每一次灾难中，志愿者们都不会缺席。然而，志愿者们并非只有在灾难时才会出现。在日常生活中，在人们需要帮助的每一个角落，都能看到志愿者的身影。

Step1：

你了解志愿者这个团体吗？请描述一种志愿者的工作任务，并画出他们的形象。

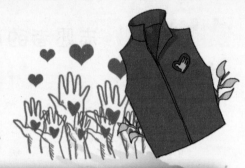

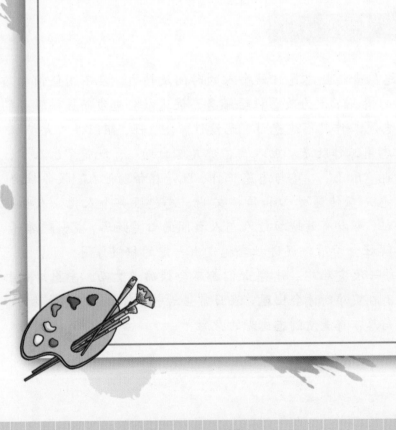

Step2:

在疫情期间，全国人民都需要配合防疫工作，尽可能不出门。这时，购物就成了问题。你作为社区的采购志愿者，应该怎么做呢？请把你的工作计划写下来。

请在第85页完成
"附件11：社区采购志愿者工作计划"

Step3:

你作为社区的采购志愿者，每天要帮助几百户居民购买上千种物品，如果没有好的管理方法和管理工具，一定会"乱套"。请你设计一个"社区采购管理表"，帮助你更高效、准确地为居民服务。

请在第86页完成
"附件12：社区采购管理表"

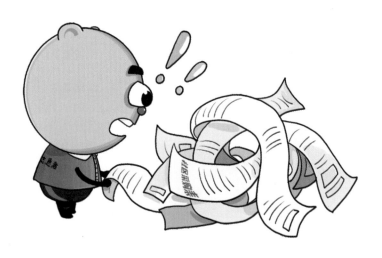

职业人的应急

任务3

在紧急事件发生时，普通人所要做的是保护好自己。但还有另外一群人需要勇敢地挺身而出，进行紧急救援、输送生活物资、维护社会秩序、保证人民群众的生命财产安全。他们分别应该承担什么工作呢？

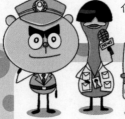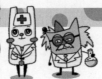

请在下面选择一个职业，再选择一个紧急场景，把二者连起来，分析自己作为这种职业的人员，在紧急情况下的应对措施。

职业		紧急场景
警察		地震
医生		台风
消防员		交通事故
教师	请任意连线	校园暴恐事件
市长		建筑物倒塌
新闻记者		山洪暴发
社区管理员		电梯事故
菜农		森林火灾
其他（自行填写）		传染病暴发

☞ 请在第87页完成
"附件13：职业人的应急"

提炼应急思维共性

任务4

请找出以上各种职业的人在面对不同紧急情况时的思维及行为共性，用最精练的语言提炼出你的"应急者思维模型"。

应急者思维模型

扫码获取更多动画视频

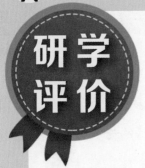

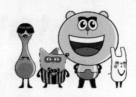

研学实践前期准备评价表

同学你好！请根据表格中的"参考分值"栏和"评分标准"栏，在对应的"自我评价"栏内填写自评分值，再请老师填写"教师评分"一栏，最后将各项分值相加并填入"总得分"一栏。

谢谢你的配合！

学生姓名				班/组		
小组成员						
评价内容	参考分值	评价标准			自我评价	教师评分
完整了解本堂实践课的任务	30	查阅了相关文献，对本阶段的任务和意义有深刻认识				
	20	对本阶段的任务和意义有一定了解				
	5	对本阶段的任务和意义没有概念，边学习边体会				
课前准备	35	课前做了充分准备，主动查阅了大量资料				
	25	准备不充分，没有查阅资料，对任务有一定了解				
	5	没有准备				
课程兴趣	35	对以思维模型为表现形式的研究型实践课有浓厚的兴趣，能代入角色				
	25	对研究型实践课有一定的兴趣，愿意学习和尝试				
	5	对研究型实践课完全没有兴趣				
总得分						

研学实践过程评价表

　　同学你好！请根据表格中的"参考分值"栏和"评分标准"栏，在对应的"自我评价"栏内填写自评分值，再请老师填写"教师评分"一栏，最后将各项分值相加并填入"总得分"一栏。

　　谢谢你的配合！

学生姓名					班/组		
小组成员							
编号	评价内容	参考分值	评价标准			自我评价	教师评分
1	问题分析能力	10	能迅速抓住关键问题，全面分析、正确分解问题				
		7	能抓住问题的本质，但分析问题不够全面				
		4	对问题无从下手				
		1	不知道问题在哪里				
2	信息收集能力	10	能从相应渠道获取相关信息，正确标明出处				
		7	能从相应渠道获取相关信息，但未标明出处				
		4	摘录了很多信息，但只和主题部分相关				
		1	随意收集了一些信息，较少与主题相关				
3	信息分析能力	10	能对收集的信息进行自主分析、归类、拓展，得出创造性的结论				
		7	能对收集的信息进行分析归纳，在老师帮助下得出创造性的结论				
		4	在老师指导下进行分析归纳，得出创造性的结论				
		1	只能复述自己所收集的信息，没有提出个人见解				
4	知识运用能力	10	能将原有的知识与新信息融会贯通来解释问题				
		7	能联系多学科知识来解释实际问题				
		4	能用常识概念和科学原理解释相关现象				
		1	不能运用相关学科的知识来解释实际问题				

续上表

编号	评价内容	参考分值	评价标准	自我评价	教师评分
5	问题解决能力	10	能及时判断问题并提出有效的解决方案，能主动帮助他人解决问题		
		7	能对出现的问题做出分析并提出解决方案		
		4	能对问题提出一定的解决方案，但需要指导		
		1	在别人帮助下才能解决所遇到的问题		
6	方案设计能力	10	提出两个以上的解决方案，其一为优秀方案		
		7	能设计出一套行之有效的解决方案		
		4	设计出一套解决方案，但无法落实		
		1	没有提出可行或可供参考的方案		
7	实践动手能力	10	能积极主动通过实践解决问题		
		7	主动尝试完成课程所涉及的实践任务		
		4	配合课程和任务，进行一定的实践操作		
		1	不喜欢实践操作		
8	合作学习能力	10	与伙伴友好合作，积极讨论，能提出实质性建议，能协助他人并共同完成任务		
		7	与伙伴共享信息，友好合作，积极讨论，能提出建议		
		4	与他人共享信息，在任务完成中起较小作用		
		1	经常因为观点不一致与人争执，无法合作		
9	自主学习能力	10	能独立完成所有任务，能分析问题、设计解决方案		
		7	能独立完成大部分任务，能分析问题、提出解决方案		
		4	基本能独立完成任务，分析问题、提供较少解决方案		
		1	不能独立完成任务，无法解决问题		
10	创新创意能力	10	能整合收集到的信息，提出多种解决方案，方案有创意且行之有效，能与生活实际相联系		
		7	能把收集的信息为我所用，提出不止一种解决方案，但缺乏创新，理论与实践联系较少		
		4	能收集新的信息，只提出一种方案，未做到理论联系实际		
		1	只能按部就班地完成分配给自己的任务		
总得分					

研学实践后期总结及拓展评价表

同学你好！请根据表格中的"参考分值"栏和"评分标准"栏，在对应的"自我评价"栏内填写自评分值，再请老师填写"教师评分"一栏，最后将各项分值相加并填入"总得分"一栏。

谢谢你的配合！

学生姓名				班/组		
小组成员						
评价内容	参考分值	评价标准			自我评价	教师评分
心得体会	35	能详细记录或具体阐释自己在项目过程中的知识收获、感受，能展示相关概念图和知识结构体系，能总结项目中存在的问题并提出改进措施				
	25	认真记录了自己的项目体会，总结了问题所在，但未提出解决问题的方法				
	5	只为完成作业，随便写了一点体会				
拓展迁移	35	课程结束后又查阅了大量资料，完善知识结构，拓展自己的认知，通过项目对相关问题进行反思，并有了更深的理解和新的认识，能将知识和实际生活相联系				
	25	后期查阅资料，拓展认知，记录、整理查阅的资料				
	5	仅对前期资料进行整理归纳				
持续精进	30	与小组成员保持紧密联系和交流，后期总结所学到的知识，提出更好的问题解决方案，并打算制订计划、付诸实施				
	20	与小组成员仍有联系，彼此交流实践感受，不再改进项目方案				
	5	与小组成员较少联系，几乎不谈及与项目有关的话题				
总得分						

附录　创意作品集

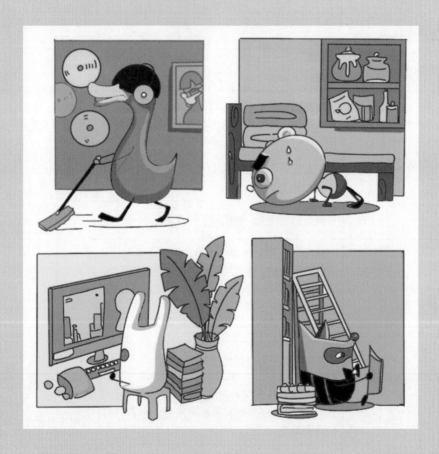

附件1：病毒家族档案

病毒类别	动物病毒	植物病毒	细菌病毒
身高（大小）			
体型（画出来）			
年龄（存在历史）			
从哪里来（原宿主）			
到哪里去（未来可能宿主）			
性格特点			
饮食习惯			
兴趣爱好			
个人特长			
其他			

病毒照相馆

动物病毒：

植物病毒：

细菌病毒：

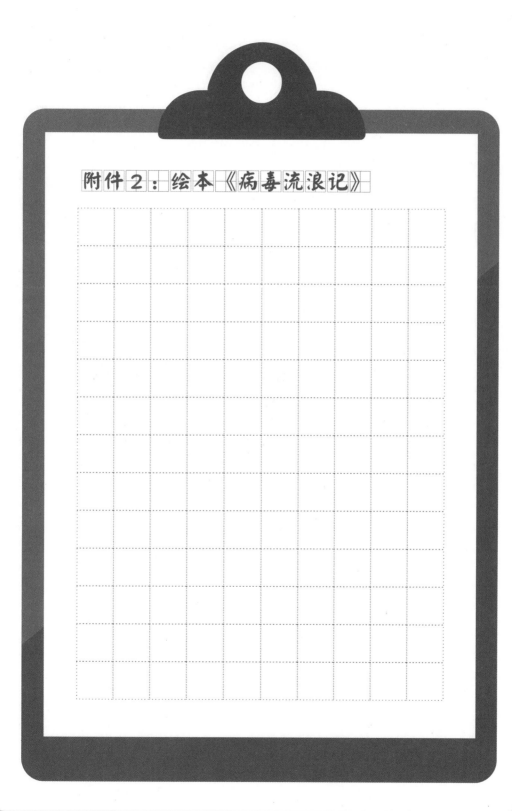

附件2：绘本《病毒流浪记》

附件3：追踪病毒传播路径

　　引起呼吸系统疾病的病毒是怎样从一个人传播给另一个人的？请你把病毒传播的过程记录下来，解释给其他同学听。

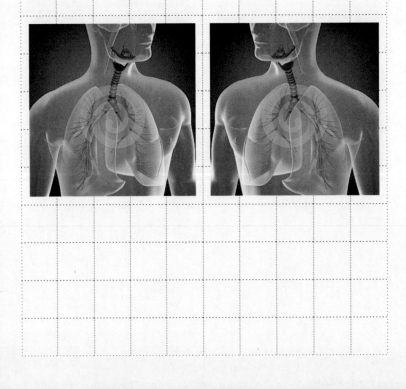

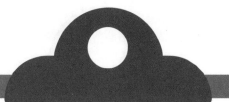

附件4：病历

北北市医疗机构
门（急）诊通用病历

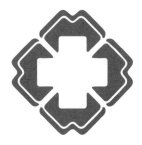

姓名：　　　　　性别：　　　　　年龄：

民族：　　　　　婚姻：已　否　　社会保障号：

联系地址：　　　　　　　　　　　联系电话：

过敏史：

（注：本病历全市通用，注意保存，复诊带回）

北北市卫生局监制

病历记录

病　历　记　录

日期：

主诉：

现病史：

既往史：

查体：

辅助检查：

初步诊断：

处理：

签字：

附件5：疫情数据分析

一周疫情数据分析表（单位：人）							
时间 类别	周一	周二	周三	周四	周五	周六	周日
确诊人数							
疑似人数							
死亡人数							
治愈人数							

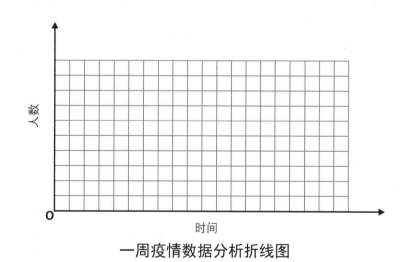

一周疫情数据分析折线图

数据分析

　　从以上的一周统计数据中，我发现的规律是：

　　我认为，这种规律背后的原因是：

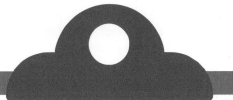

附件6：靠谱的菜谱

菜名	食　材		烹饪方式	烹饪时间
	品种	数量		

附件7：我来设计防护服

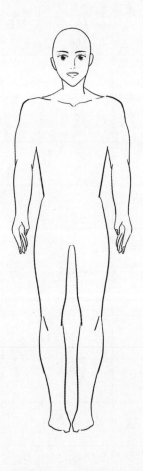

防护服使用说明书

附件8：运动小视频剧本

编剧：

主演：

导演：

拍摄：

附件9：我理想中的幸福生活

附件10：病毒威力思维导图

请你绘制思维导图来分析病毒导致的大范围疫情对社会各方面的影响。

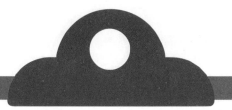

附件11：社区采购志愿者工作计划

附件12：社区采购管理表

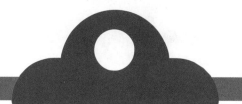

附件13：职业人的应急

我的职业是：

遇到的紧急情况是：

我应该这么做：

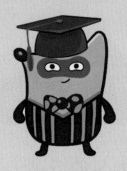

　　同学们好，想知道比格博士是谁吗？他的背后站着一群可爱的人。武汉大学研学实践教育研究中心的易红老师、李莉老师、马志宇老师、周恒老师、但从荣老师、白娟老师一起组成了比格博士团队。欢迎你给比格博士写信，将你的创意作品图片或视频发送到邮箱 185005000@qq.com。

　　请记得注明你的学校、年级、姓名和联系方式哦，我们将在各种渠道公开展示有独特创意的作品，大胆秀出你的创意吧！

　　同时，也欢迎你关注"自在研学"公众号，欣赏其他同学的创意作品！

扫描二维码了解更多研学实践课程，
欣赏更多创意作品